(6.)

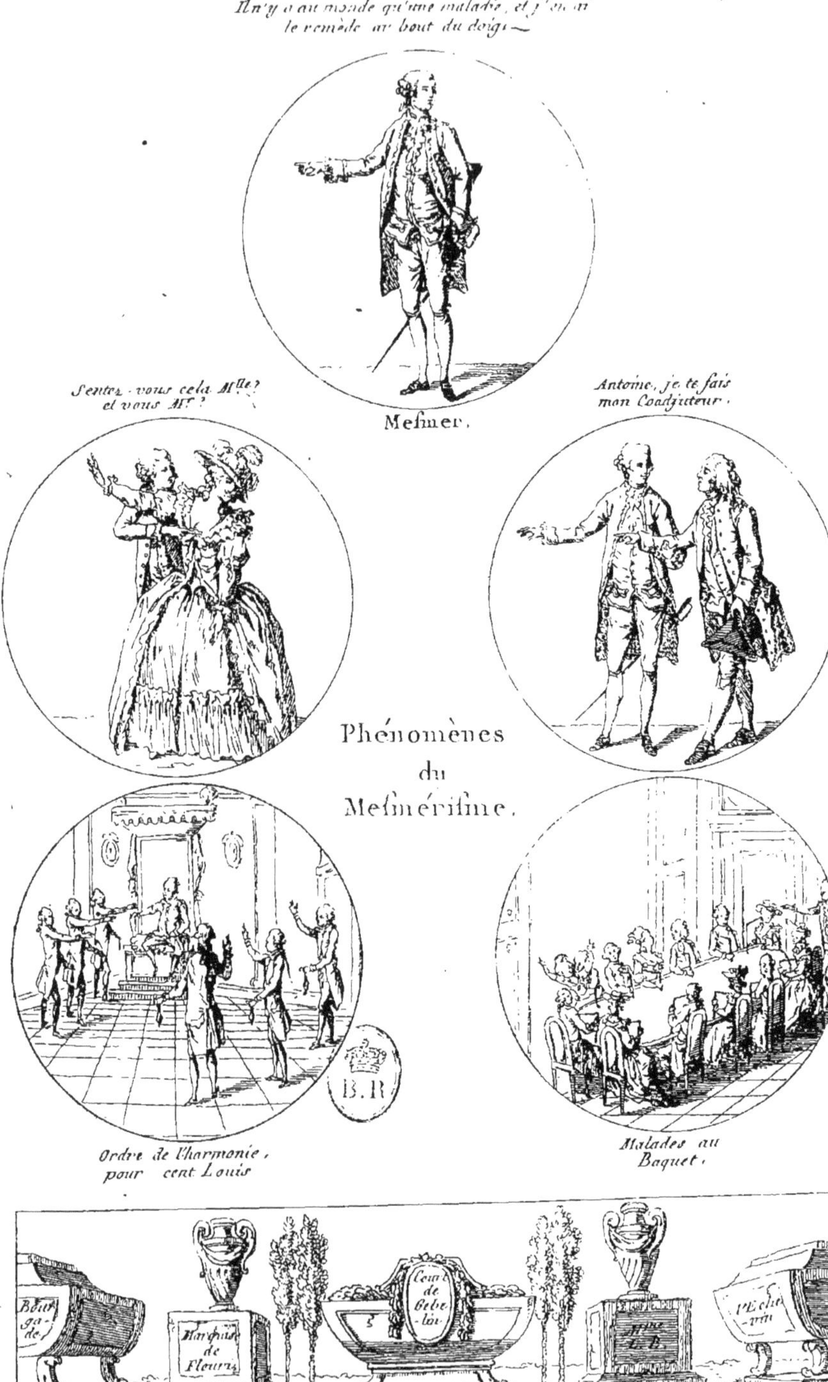

Guérisons. Voyez l'art. 4.

MÉMOIRE

POUR SERVIR A L'HISTOIRE
DE LA JONGLERIE,

DANS LEQUEL ON DÉMONTRE

LES PHÉNOMÈNES

DU MESMÉRISME.

NOUVELLE ÉDITION,

Précédée d'une *Lettre sur le Secret de M. Mesmer.*

AVEC FIGURES.

PAR M. RETZ, Médecin ordinaire du Roi, servant par quartier, ancien Médecin des Hôpitaux de la Marine.

On y a joint une Réponse au Mémoire *qui paroît ici pour la première fois.*

A LONDRES,

Et se trouve A PARIS,

Chez MÉQUIGNON l'aîné, Libraire, rue des Cordeliers.

1784.

(6)

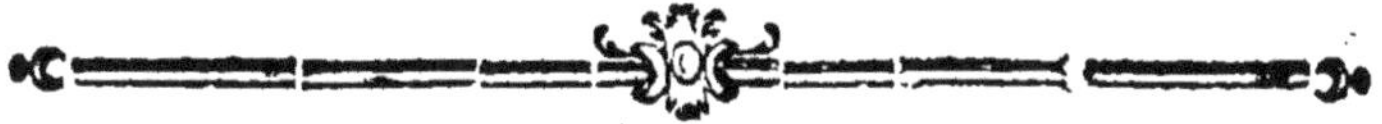

AVANT-PROPOS.

VOILA donc enfin le Public déſabuſé; Les Compagnies ſçavantes de la Capitale ont porté le flambeau de la vérité & de la raiſon ſur le *Meſmériſme ;* les rapports de l'Académie des Sciences, de la Faculté & de la Société Royale de Médecine confirment l'opinion des perſonnes ſenſées qui avoient en quelque ſorte héſité de parler. L'avis unanime ſe rapporte à ce que j'ai publié au commencement de 1782 ſur ce ſujet: (*Lettre ſur le Secret de M. Meſmer*, *Paris*, *Méquignon*). La ſatisfaction que j'ai de m'être rencontré avec les plus ſçavans hommes du monde, & d'avoir preſſenti leur jugement touchant *l'influence de l'imagination*, dans les procédés du Meſmériſme, deux ans auparavant, eſt trop vive pour que je ne l'exprime pas.

TABLE.

LETTRE
SUR
LE SECRET
DE
M. MESMER.

De Rochefort, le 10 *Mai* 1782.

J'AI eu, comme vous, Monfieur & honoré Confrère, la démangaifon de découvrir en quoi confiftoit le *Magnétifme animal*, ce phénomène qui a excité l'attention des Curieux de la Capitale, dont la renommée s'eft étendue dans les Provinces & fur lequel une partie du monde favant héfite encore de prononcer.

En obfervant M. Mefmer lui-même, propriétaire d'un Secret qui lui eft très-lucratif, vous avez dû fentir les raifons qui le faifoient s'envelopper d'un voile impénétrable à vos yeux, & le peu de fuccès de vos recherches n'a rien qui furprenne. Votre qualité d'homme de l'Art étoit fur-tout un avertiffement pour lui d'être en garde. Vous fçavez qu'il n'initie perſonne à ſes myſtères. Quoiqu'il ait toujours uſé de cette circonſpection, il a cependant été deviné.

Vous avez appris ſans doute par les Gazettes de Santé du 25 Novembre 1781 & du 27 Janvier 1782, qu'une étincelle dérobée au foyer de M. Meſmer & apportée à Rochefort, a produit dans les mains du nouveau Prométhée le même embrâſement, a cauſé le même enthouſiaſme qu'à Paris.

Le rang & la réputation de connoiſſances qui diſtinguoient l'Émule de M. Meſmer, prévenans en ſa faveur, il a trouvé des Partiſans dans pluſieurs perſonnes de conſidération. Un de ſes amis, Amateur des Sciences & connu pour les avoir cultivées avec ſuccès, a levé un coin du voile qui tenoit les Opérations Meſmériennes dans le myſ-ère, les a ſaiſies & répétées heureuſement. Quelques Chirurgiens diſtingués dans leur Profeſſion, ayant fait la même decouverte, ſe ſont empreſſés de l'appliquer à leur Art.

Le Secret de M. Meſmer en étoit à ce dégré de publicité dans cette Ville, lorſque ma curioſité fut piquée. Ses Émules que j'avois ſous les yeux, n'ayant des prétentions ni à la gloire ni au lucre, qui ſont leurs motifs ordinaires, agiſſoient, pour ainſi dire, ſans myſtère, & parloient, quoiqu'avec ménagement, aſſez pour être pénétrés. A l'exception de la confidence de la choſe, ils jettoient dans leurs raiſonnemens tout le jour propre à favoriſer mes recherches ; de ſorte que ces circonſtances, bien différentes de celles dans leſquelles vous avez ſuivi M. Meſmer en 1778, étoient pour moi ſi heureuſes, qu'à moins d'être très-mal adroit, je ne pouvois manquer de réuſſir.

Le principal avantage que j'ai tiré de la franchiſe des Émules de M. Meſmer, a été de voir que, pour parvenir à la découverte de leur Secret, je devois entièrement écarter mes idées des routes dans leſquelles M. Meſmer a conduit celles du Public. Le flambeau qu'il ſemble avoir placé pour éclairer la carrière qu'il parcourt, eſt un tour d'adreſſe extrêmement bien concerté, il ſert le plus heureuſement du monde à éloigner du but une infinité de perſonnes inſtruites, qui l'euſſent atteint dès l'abord ſans cette ruſe.

D'abord, ces mots *Magnétiſme animal*, que M. Meſmer a pris pour la dénomination de ſon phénomène, ſont un maſque dont il couvre la choſe, afin de la rendre plus méconnoiſſable. Il ne s'agit nullement de Magnétiſme dans le Secret de M. Meſmer ; l'aimant n'entre pour rien dans ſes procédés ; cette inſinuation eſt de pure Charlatanerie.

L'epithète *animal* ne convient pas non plus à la chofe ; elle n'eft ni animale, ni végétale, ni minérale. Il eft vrai qu'on y fait jouer un rôle à des conducteurs de métal ; mais ce n'eft qu'un preftige de plus. Il en eft de même de tout ce que M. Mefmer débite dans fa brochure, touchant le fluide nouveau qu'il veut créer.

Puifque vous avez lu ce qu'on a écrit pour & contre ce phénomène de M. Mefmer, vous favez que les opinions fur ce point fe réduifent à trois.

Les uns croient bonnement que M. Mefmer & fes émules ont un agent, une propriété particulière qui les rend capables de communiquer des fenfations à autrui, & de caufer des changemens dans l'économie animale, par leur attouchement, même fans qu'il foit immédiat. Des fenfations mafquées, par des convulfions violentes & caufées par l'influence, autorifent les partifans de cette opinion; ils penfent de plus que l'agent en queftion eft propre, par fon influence, à guérir les maladies, & à faire découvrir leur fiege. Les partifans de cette opinion portent la crédulité à ce point.

Les autres reftreignent les effets du phénomene de M. Mefmer; ils admettent l'influence de l'agent; ils lui accordent la faculté de caufer des fenfations; mais ils lui refufent celle de guérir & de procurer la découverte des maladies.

D'autres enfin nient abſolument les influences du phénomène de M. Meſmer, le traitent de chimère, & ſe trouvent par-là en contradiction avec les faits; car il y a des faits frappans en ſa faveur. Outre ceux qu'il a pour lui dans la Capitale, quatre ou cinq perſonnes de cette ville tombent, par ſon moyen, dans des convulſions extraordinaires, & cela au vu & au ſçu de tout le monde.

De ces trois opinions ſur le phénomene de M. Meſmer, il n'y en a aucune de juſte : ni lui, ni ſes émules n'ont l'agent particulier qu'ils s'attribuent, mais on ne peut nier les ſenſations qu'ils excitent. Quoique je vous nie la cauſe en admettant l'effet, ne vous hâtez pas, Monſieur & très-honoré Confrere, de trouver mon raiſonnement inconſéquent; c'eſt ſur ce qu'il a d'incompréhenſible aux yeux de ceux qui ne ſont pas initiés, que ſont poſés les fondemens du ſyſtême des Meſmériens.

Permettez-moi d'irriter encore pendant quelques minutes votre curioſité. L'influence du phénomene Meſmérien a été reconnue par d'illuſtres Médecins & par une foule de Savans de l'antiquité. Polydore, Virgile, *de inventoribus rerum*; Cardan, *de varietane rerum*; Gaffarel, dans ſes *Curioſités inouies*; Mizauld, *de mirabilibus arcanis*; Albert le grand,

&c. en rapportent des effets évidens & d'une notoriété inconteſtable.

Bien des modernes dont l'autorité a force de loi, conviennent des effets de cette influence, dans des circonſtances qui ne paroiſſent avoir aucun rapport avec les procédés des Meſmériens, & où elle agit cependant de la même manière. Tout Médecin doit y croire. Il n'y en a peut-être pas un qui n'en ait vu & qui n'en ait même déterminé pluſieurs fois l'action, ſans en avoir eu poſitivement le deſſein, & ſans le ſecours du Secret de M. Meſmer.

Je ne vous raconterai pas les ſenſations du genre des procédés de M. Meſmer, que je me rappelle avoir cauſées par haſard à quelques malades & ſans m'en douter; mais je vous parlerai des expériences que j'ai faites du Secret en queſtion & de mes ſuccès.

Ma ſeule préſence a diſſipé un accès de vapeurs à une perſonne qui y eſt très ſujette & qui en eſt fort incommodée. Une autre jeune perſonne s'eſt évanouie à la vue du conducteur que je dirigeois vers ſon image refléchi par une glace. J'ai jetté dans un tremblement univerſel une fille de treize ans, en lui préſenrant au creux de l'eſtomac le deſſus de ma pelle à feu, &c. Vous jugez bien que je ne me ſuis pas expoſé à rougir de ces ſuccès, par l'oſtentation du Charlataniſme.

Ce qui vous ſurprendra le plus, c'eſt qu'étonné moi-même des phénomènes que j'opérois, j'étois auſſi embarraſſé pour m'en rendre raiſon, que ſi d'autres les euſſent opérés en ma préſence. Le dirai-je? J'aurois peut-être été dupe de moi-même, ſi, portant le flambeau du ſcepticiſme ſur mes propres opérations, je n'étois reſté perſuadé de n'avoir employé aucun agent.

RAISONNEMENS.

Pour traiter méthodiquement la choſe, revenons ſur nos pas, & refléchiſſons ſur les cas auxquels les Meſmeriens appliquent leur prétendu agent. Ils l'appliquent, pour ainſi dire, excluſivement aux maladies inviſibles, telles que celles des nerfs & des obſtructions, maladies qui ont été de tous tems la meilleure reſſource des Charlatans diſtingués par leur adreſſe, pour tromper les perſonnes oiſives, crédules & de peu de jugement.

En paſſant en révue les guériſons publiées par M. Meſmer & ſes émules, on trouve qu'elles ſe réduiſent d'elles-mêmes à *zéro*, en exigeant ſeulement que chaque maladie ait été conſtatée avant le traitement. Dans toutes ces cures, on ne voit que l'art de l'homme éloquent, aſſez adroit auprès d'un ſujet aſſez ſuſceptible de perſuaſion, pour lui faire croire qu'il avoit telle maladie, afin de paſſer pour l'avoir guerie, lorſqu'il lui plairoit de détruire le preſtige.

Ce deſſein d'en impoſer par des aſſertions hardies & propres à exciter la confiance par la crainte, eſt puiſſamment ſécondé par la préférence que les Meſmériens accordent pour leurs traitemens aux perſonnes dont l'imagination eſt facile à ébranler, comme aux femmes à vapeurs. Il eſt d'ailleurs en quelque ſorte démontré par l'impuiſſance abſolue du phénomène ſur les perſonnes douées d'un jugement ferme & à l'épreuve des preſtiges de l'imagination.

Une fois que les Meſmériens ont trouvé réunies dans un ſujet les circonſtances d'une imagination facilement irritable, de la peur de mourir, & ſurtout de cette avidité de l'eſprit pour les choſes qui ſe préſentent ſous les dehors du merveilleux, l'appareil du traitement aſſure leur triomphe. Vous avez vu quel il eſt dans les deux articles de la Gazette de Santé qui en font mention.

Ils ajoutent encore à cela la ſéduction de l'exemple, en donnant artificieuſement aux ſujets qu'ils prétendent émouvoir, le ſpectacle de ce qu'il convient d'éprouver. On ne peut s'empêcher de faire cette remarque en voyant que les affections des nerfs, ſi diſſemblables dans différens ſujets lorſqu'elles ſont naturelles, ſont dans toutes les perſonnes magnétiſées, pour ainſi dire, uniformes & comme de pure imitation.

Ils mettent en uſage juſqu'aux aiguillons de l'amour-propre, par des comparaiſons avantageuſes, par leſquelles ils portent les ſujets à feindre une ſenſibilité de nerfs égale à celle de quelques perſonnes de conſidération, diſtinguées par leurs qualités perſonnelles & ſurtout par leur ſenſibilité.

Ce trait de ruſe n'a point échappé à l'immortel *Sauvages*, qui en parle en ces termes : (Voy. *Noſologia methodica, tome II, pag. 699*, art. *Morbi morales*).

Morbi ſimulati, *&c.* « Les maladies feintes méritent une attention particulière, & trompent » ſouvent les Médecins ..... Pluſieurs femmes, » par exemple, croyent qu'il eſt du bon ton de » paſſer pour vaporeuſes, parce qu'elles ſe ſont » figurées que les vapeurs caractériſent une touche » de génie délicat & ſupérieur à celui du commun » des hommes. C'eſt pourquoi elles rougiroient de » ne pas ſe trouver mal, de ne pas tomber en con» vulſion, de ne point être emportées par le délire, » dans des contorſions, au récit de quelque choſe » d'attendriſſant, au ſon groſſier & faux de quel» qu'inſtrument de muſique, à la terreur, à la ſur» priſe, & ſurtout à la préſence de quelque objet » extérieur que ce ſoit, (comme le Conducteur

» Magnétique) qui aura affecté de la même manière quelques personnes recommandables de » leur connoissance ».

De tous ces raisonnemens tirés de l'observation & surtout des expériences que j'ai faites moi-même pour me convaincre de leur véracité, j'ai été forcé de conclure que le Secret de M. Mesmer consiste dans l'art de porter aux imaginations foibles, des atteintes capables de produire des impressions sur l'économie animale. Les faits & l'autorité n'ont fait que fortifier en moi cette opinion.

FAITS.

Il n'y a aucune espèce de fond à faire sur le résultat des faits dont il a été question dans la Gazette de Santé du 25 Novembre. Leur dégré de probabité dépend exclusivement du dégré de crédulité de ceux qui en ont connoissance & de l'adresse de ceux qui les racontent.

Pour ce qui est des faits rapportés dans la même Gazette du 27 Janvier, leur témoignage n'est pas équivoque. On y parle d'une Dame de qualité, soumise au traitement pour des obstructions ; d'une autre tourmentée d'un levain de fièvre intermittente, & d'un Soldat paralytique.

Les deux premières malades sont mortes peu de tems après la première Édition de cette Lettre, pendant le cours de leur traitement ; le Soldat a eu le même ſort dès le commencement de ſon traitement, qui lui étoit adminiſtré par le Chirurgien-Major de l'Hôpital, à l'Hopital même.

AUTORITÉS.

Le fruit de mes recherches ultérieures, Monſieur & très-honoré Confrère, ſur le Secret de M. Meſmer, ne m'a pas paru moins intéreſſant, ni moins digne de votre attention, que ce que vous venez de voir.

Admirez ſurtout mon bonheur. J'ai trouvé tout le thême des Meſmériens dans un petit ouvrage rare & récherché des Curieux, compoſé par un Médécin du XV. ſiècle, *Thomas Fienus*, & intitulé : *De viribus imaginationis*. Ainſi les choſes les plus frappantes par leur nouveauté & par leur dégré d'intérêt, ne ſont le plus ſouvent, aux yeux de l'homme érudit, que de nouvelles repréſentations des ſcènes jouées chez nos Prédéceſſeurs.

Thomas Fienus diſtingue les influences ſur l'imagination, en celles qui ont lieu dans un ſujet, & en celles qu'un ſujet peut produire ſur les autres. Les premières dépendent de la diſpoſition naturelle; les autres exigent le concours de deux diſpoſitions ; la diſpoſition naturelle, & le pouvoir que l'on ſuppoſe à un autre d'agir ſur elle. M. Meſmer qui a écrit ſur phénomène, ni M. *Deſlon* qui a compoſé une brochure en forme d'apologie de ce Secret, à deſſein ou autrement, n'en ont rien dit d'auſſi intelligible.

Le Médecin d'Anvers traite ſa matière en philoſophe, & ſurtout en phyſicien conſommé; celui de Vienne, pour ne pas paroître donner du réchauffé, s'écarte des traces de ſon maître, & ſe perd dans des ſpéculations ridicules; pour être incompréhenſible, il préfère d'être abſurde.

Des raiſonnemens, Thomas Fienus paſſe aux faits. Il rapporte une multitude de ſenſations remarquables cauſées par la ſeule *influence de l'imagination*, & de guériſons difficiles opérées par ce moyen. Mais M. Meſmer, quoiqu'il n'emploie pas autre choſe pour faire ſes miracles, ne le dit pas; & il a ſes raiſons. Celui-là peint avec l'exactitude & l'impartialité qui caractériſent l'homme de jugement & de probité; on ſait quel eſt le faire des Meſmériens aux yeux des perſonnes impartiales.

Je quitte Thomas Fienus dont l'ombre pourroit s'offenſer d'un plus long parallelle, pour paſſer à d'autres autorités. Différens traits répandus dans l'hiſtoire de la Médecine, ont la plus grande analogie avec le Secret de M. Meſmer. Une multitude de Charlatans ont précédés les Meſmériens dans la carrière où ils font, & la plupart ont eu plus de fuccès que lui & plus de réputation.

Rappellez-vous, Monfieur & très-honoré Confrère, les fuccès prodigieux des *amulettes* chez les Grecs & les Latins, & des *talifmans* chez les Arabes: « moyens, dit *Caftellan*, (*Dictionarium me-» dicùm*)., dont l'ufage étoit établi fur un grand » fond de vanité & principalement de fuperf-» tition ».

Parmi les amulettes qui ont fait le plus de bruit, on diftingue celle d'un certain *Serenus Sammonicus*, Médecin qui vivoit dans le troifième fiècle, du tems de l'Empereur Sevère. Cet homme étoit en grande vénération, à caufe du fecret qu'il avoit de guérir la fièvre par l'impofition des mains fur les malades, & en leur faifant écrire en triangle *abracadabra*.

Les Mefmériens agiffent par l'impofition des mains feulement, & fans le fecours du mot triangulaire.

Les talifmans confiftoient dans des pièces de métal ou de bois que l'on portoit pendues au cou ou appliquées fur quelque pattie du corps, comme la boîte préparée dont les Mefmériens font ufage.

Les charmes & enchantemens qui fe font multipliés fous une infinité de formes dans la Médecine chez toutes les nations du monde, étoient, dit *Castellan*, des moyens trompeurs & illusoires de guérir les maladies. Leur application étoit analogue aux simagrées que font les Mesmériens sur le verre d'eau que quelques personnes ne peuvent avaler sans faire des contorsions.

Il est question dans un ouvrage de *Michel Medina*, d'un enfant renommé de son tems par la faculté qu'il exercoit de guérir, comme les Mesmériens, les maladies les plus graves, par le seul attouchement. Plusieurs autres traits de cette nature nous sont connus par tradition; quelques-uns sont même venus jusqu'à nous.

Le siécle où nous sommes, quelqu'humiliant qu'il soit de se le rappeller, offre des exemples des *influences de l'imagination*, ridicules dans leurs principes &, comme le Secret de M. Mesmer, étonnans dans leurs effets.

Il n'y a pas plus de cinquante ans, que l'on voyoit encore des victimes de la crédulité, languir misérablement & périr frappées de l'idée d'avoir reçu un trait mortel de la simple volonté de quelque sorcier. Avec des sortilèges, on faisoit mille choses miraculeuses aux yeux de l'*imagination*, si l'on peut se servir de cette expression.

Ailleurs, des perſonnes ſont mortes d'*imagination frappée*, à l'époque à laquelle leur mort avoit été prédite par des horoſcopes.

Les influences des preſtiges ont encore opéré des phénomènes plus ſurprenans dans des tems qui ne ſont pas fort éloignés de nous. Y a-t-il rien de plus fort que le ſecret de ſuſpendre les tranſports d'un nouvel époux & de le rendre impuiſſant la première nuit de ſes nôces, par l'appareil myſtérieux d'un procédé qui s'appelloit *nouer l'éguillette*? Ce phénomène, qui s'eſt répété mille fois, ſurpaſſe ſans doute ceux de M. Meſmer en merveilleux. La force propre à donner des convulſions n'approche pas de celle qui met un frein à l'amour.

Je crois en avoir aſſez dit, Monſieur & très-honoré Confrère, pour vous perſuader que le Secret de M. Meſmer n'eſt qu'un enchantement renouvellé des Grecs & des anciens de tous les ſiècles, & que toute perſonne peut en faire autant que lui, en employant les mêmes artifices, le même appareil, & en ne l'appliquant qu'à des perſonnes crédules ou capables de feindre. Je ne ſais ſi ſon moyen a encore à Paris quelque vogue. A Rochefort, il s'eſt décrédité de lui même par ſon inſuffiſance. Voulez-vous que je vous diſe en confidence, ce qui a le plus contribué à ſon diſcrédit? L'amour-propre révolté des perſonnes qui ont été dupes de leur confiance.

J'ai l'honneur d'être, &c. *RETZ*, D. M.

FIN.

MÉMOIRE
POUR SERVIR A L'HISTOIRE
DE LA JONGLERIE.

I.

De la Jonglerie.

COMME tout eſt relatif à l'égard des progrès des connoiſſances, il n'eſt pas étonnant que les Anciens aient commis beaucoup d'erreurs dans les ſciences qu'ils ont cultivées, & que le Vulgaire ait été ſouvent trompé. Aujourd'hui que nous ſommes plus inſtruits, nous devrions être plus circonſpects. Cependant la légèreté avec laquelle nous apprécions ce qui ſe préſente ſous l'aſpect des nouvelles découvertes, nous fait errer dans nos jugemens, pour ainſi dire, autant que les Anciens; ainſi tout eſt compenſé. Si nous avons ſur ceux-ci quelqu'avantage, c'eſt celui d'être diſpoſés à embraſſer le parti de la vérité, dès qu'elle paroît préſentée d'une manière convenable.

Cette prodigieuſe facilité avec laquelle on ſe prend d'opinion pour quelqu'objet nouveau ſur la foi de celui qui a intérêt de l'accréditer, l'enthouſiaſme qui ſuccède aux premiers ſuccès des

Novateurs, la multiplicité de ceux-ci chez les Nations crédules, leur audace, leur mauvaiſe-foi n'ont rien non plus qui ſurprenne. Il a exiſté de tout tems & dans tous les pays, des perſonnes ſupérieures par l'eſprit, qui ont profité de l'infériorité de celui des autres pour les tromper.

Parmi les erreurs qui ont régné, que l'ignorance a accréditées de ſiècle en ſiècle, & qui ſont devenues célèbres par la honte qui en eſt reſtée, on diſtingue *la Jonglerie*, cet Art d'en impoſer de mille manières, dont l'origine ſe perd dans l'antiquité la plus reculée, & dont on a vu dériver ſucceſſivement un nombre infini de nouveautés ridicules & abſurdes; monumens éternels de la foibleſſe de l'eſprit humain & de l'inſtabilité des idées dominantes.

Les principales de ces nouveautés ont été l'art des aruſpices, des augures, l'aſtrologie, la nécromancie, la pyromancie, l'aëromancie, l'hydromancie, la géomancie, la chiromancie, la catoptromancie, la coſcinomancie, l'étude de la phyſiognomie, la céphalaionomancie, la métopoſcopie, l'onéirocritie, la puiſſance des eſprits, celle des revenans, la poſſeſſion des diables, la palingéneſie, les épreuves par le feu, par l'eau, par l'huile bouillante, les exorciſmes, les enchantemens, la tranſplantation des maladies, les ſortiléges, l'eſcamotage, l'art des convulsions, le jeu de la baguette divinatoire, & le *Mesmérisme*. Ces noms ne méritent que d'être oubliés comme les choses qu'ils expriment.

De tous les hommes qui ont mis en vogue ces phénomènes, les plus distingués sont les Magiciens, *Magi*. Ils étoient aussi Médecins. « Les « Mages étoient tenus parmi les Perses pour » des gens sages & sçavans. Or, il y a de l'ap» parence qu'après que ces gens-là furent par» venus à une haute estime parmi le peuple & à » la Cour, cet art se trouva insuffisant pour main» tenir leur réputation. Alors ils commencèrent » à se servir d'artifices & de tromperies. Il y en » eut même quelques-uns qui joignirent la mali» gnité à l'artifice, firent un mauvais usage de » cet art, & n'épargnèrent *ni le bien, ni le sang* » de quantité de personnes » (1). Voilà les hommes à qui on a donné dans la suite le nom de *Jongleurs*.

« Ils poussent en quelque sorte la nature hors » de sa place, pour s'y mettre eux-mêmes; » ce qu'ils tâchent de faire par les mouvemens, » par les nombres, par les *postures*, par les *sons*, » par les voix, par les *assemblées*, par les lumières, » par les *penchans de l'esprit*, & par les *paroles*.

---

(1) Monde enchanté, pag. 46.

» C'eſt de cette manière que les habitans de *Pſilli* » & de *Marſi* conjuroient les ſerpens, & leur » faiſoient prendre la fuite. C'eſt ainſi qu'*Orphée*, » par ſon chant, appaiſoit la tempête en faveur » des Argonautes, & qu'*Homère* récite que par » certaines paroles, on arrêta le ſang à *Ulyſſe* » (1).

Ces hommes, dont le Philoſophe *Hobbes* appelle la ſcience *un ſtratagême pour ſe garantir de la faim aux dépens des ſots* (2), profitant des lumières contemporaines, ont pris dans les différens tems & lieux des formes diverſes; ils ont cultivé une Jonglerie analogue à l'eſprit du ſiècle où ils ont vécu, & toujours ſéduiſante par les dehors de la nouveauté. En ſuivant les Jongleurs dans l'Hiſtoire, on pourroit calculer leurs métamorphoſes, ſuivant les progrès des connoiſſances.

Après avoir été le ſujet de l'admiration de leurs Contemporains, les Jongleurs ſont toujours devenus les objets du mépris des générations ſuivantes: mais cependant la Jonglerie n'a jamais perdu ſon empire ſur les eſprits. Dès qu'un des célèbres Cultivateurs de cet Art commence à être le jouet du Public, il eſt remplacé par un autre, qui, ayant changé de méthode, parvient à paroître

(1) Ibid., pag. 53.

(2) Traces du Magnétiſme, pag. 22.

encore plus admirable aux yeux mêmes des détracteurs de la manière précédente de *jongler*. La gloire que chaque Nation attache à ſes opinions comme au ſuccès de ſes armes, a cent fois renverſé les autels élevés à la Jonglerie ; mais cent fois les Jongleurs ont terni cette gloire par la fumée de l'encens qu'ils ont fait apporter ſur d'autres autels.

La Jonglerie a éprouvé d'autres révolutions. Tel Jongleur bafoué au Nord, s'eſt fait une ſecte brillante au Midi. Le ſuccès de l'Art dépend de l'habileté de celui qui l'exerce à connoître le côté foible des hommes avec leſquels il ſe trouve, de ſon adreſſe à bien ſaiſir les paſſions de ceux qu'il veut ſurprendre, & à s'en ſervir comme de rênes, pour conduire les eſprits à ce qu'il a intérêt de leur faire adopter.

Partout où la Jonglerie s'eſt préſentée avec cet avantage, elle a ſéduit. Les Grands ont quelquefois précédé le Vulgaire dans le chemin de la ſéduction. C'étoit des Jongleurs, qui, dans la République la plus floriſſante, rendoient ſolemnellement les oracles des faux Dieux. Tous les Peuples ont éprouvé des traits de Jonglerie qui ont fait des époques dans leur hiſtoire, & qui ont opéré des révolutions. Le Prophète qu'on révère à *la Mecque*, n'a dû qu'à ſon excellente Jonglerie, les ſuccès qui lui ont fait rendre les honneurs dûs à la Divinité.

Les Sorciers, les Partiſans de la Pierre Philoſophale & des eſprits familiers, les Auteurs des amuletes, de la poudre ſympathique, de la transfuſion du ſang, les Démoniaques, les Sourciers &c. on été des Jongleurs qui ont ſurpris plus près de nous la confiance de nos Pères ; nous rougiſſons aujourd'hui pour eux de tout ce que la philoſophie a arraché de deſſous le voile de l'ignorance & de la ſuperſtition, tandis que la crédulité actuelle prépare autant de confuſion à la poſtérité.

Certaines Jongleries ont été d'un grand ſecours dans des circonſtances délicates, des Gouvernemens n'ont pu établir leur ſtabilité que ſur les reſſources de cet Art. A *Rome*, des Jongleurs conſervoient dans les Temples, des Divinités au nom deſquelles le Peuple ſe laiſſoit gouverner dans un ordre convenable & exécutoit tout ce que le bien Public exigeoit ; on avoit tiré de la Jonglerie juſqu'à des Dieux *Penates* qu'il étoit preſcrit de ne point quitter, ſous peine de malheur, & qui attachoient par conſéquent les Romains à la Patrie ; la chaſteté s'y conſervoit auſſi par le moyen de la Jonglerie.

Dans d'autres pays, des Jongleurs habiles

menoient des armées au combat, ſous la protection de certaines figures Hyérogliphiques ou de *Taliſmans*, qui devoient aſſurer la victoire; quelque Peuples ont eu des Jongleurs pour rendre les Guerriers invulnérables.

A conſidérer de près les événemens remarquables qui ont tiré leur origine de l'opinion, on ne peut les attribuer qu'à la Jonglerie. Sous ce point de vue, l'influence de cet art ſur les actions des hommes, eſt, pour ainſi dire, univerſelle. Il eſt l'auteur de mille choſes curieuſes dans leur tems, & incompréhenſibles pour nous, qui nous ont été tranſmiſes par la Fable; dans les ſiècles de la Chevalerie, il excitoit à la valeur, il prêtoit ſon ſecours à la beauté, à l'innocence opprimée; il concurroit à la conſervation des bonnes mœurs, &c.

La ſanté plus ſouvent altérée parmi nous qu'autre fois, paroît auſſi plus particulièrement l'objet de notre attention. Auſſi pour ne pas multiplier les citations étrangères à notre ſujet, nous paſſerons à la Jonglerie relative à la ſanté des hommes: ſous quelqu'aſpect qu'on en conſidère les influences dans un État, en même tems qu'elle eſt la plus attrayante; elle eſt auſſi la plus dangereuſe.

Dans un corps politique, ce n'eſt pas aſſez que les membres éclairés gémiſſent en ſecret de la crédulité des autres, il résulte une humiliation générale de l'erreur du plus grand nombre. On a nié la circulation du ſang, on a cru aux noueurs d'éguillettes, aux guériſons par tranſplantation, on a panſé du ſecret, on a pratiqué la transfuſion, & fait périr des malheureux accuſés de ſortiléges; voilà comme *il ſuffit d'un ſot ou deux pour déshonorer une Nation* (1).

Si on conſidère un État par rapport aux Sciences qu'on y cultive, la Jonglerie apporte un autre préjudice à la Nation, en ce qu'elle détourne ordinairement des recherches utiles, la partie des curieux la plus active, qu'elle s'en empare, & que les autres ſe relâchent de leurs travaux à meſure que le Public, occupé des nouveautés, leur accorde moins d'attention. Cette déſertion, que pluſieurs Jongleries ont opérées en différens tems dans la Médecine, n'a jamais été auſſi remarquable qu'à l'occaſion de la Pierre Philoſophale & du Meſmériſme.

Il y a plus de rapport qu'on ne penſe entre ces deux eſpèces de Jongleries : l'une & l'autre ont pour but d'attirer des richeſſes aux Jongleurs & elles n'exigent pas une pénétration au-deſſus de la commune; l'Art de faire de l'Or n'occupoit dans les ſiècles précédens, que des ignorans,

(1) Voltaire.

qui n'avoient rien & qui manquoient de talent, pour ſe procurer de l'aiſance ; beaucoup de Mages ou Médecins qui avoient mal étudié, dans les mains de qui les préceptes de leur Art ſe changeoient en autant d'arrêt de mort & qui étoient abandonnés à cauſe de leur impéritie, s'adonnoient au grand Œuvre ; ils eſpéroient corriger par-là les rigueurs de la fortune ; mais ils n'ont été que plus miſérables, &, qui pis eſt, mépriſés ; le Meſmériſme reſſemble réellement plus à la Pierre Philoſophale, qu'on n'auroit imaginé.

L'humanité n'élève pas une voix moins puiſſante contre les Jongleries relatives à la ſanté, que l'amour-propre des gouvernemens & les découvertes utiles ; mais les hommes ſouffrent beaucoup avant que leurs cris ayent diſſuadé les partiſans des Jongleurs. Ce n'eſt qu'après bien des cataſtrophes funeſtes que la transfuſion a été proſcrite, que les *pèlerinages* & les *bains de mer* ont été reconnus inſuffiſans contre la rage, &c. Quand même une Jonglerie ne ſeroit pas meurtrière par elle-même, elle le devient néceſſairement, lorſqu'elle détourne les malades des ſecours qui pourroient les ſoulager, & qu'elle leur fait perdre un tems précieux pour leur application, qui eſt ſouvent irréparable.

A ces titres, le Meſmériſme mérite plus que toute autre Jonglerie, la réprobation : on a pluſieurs exemples de perſonnes ſacrifiées inhumainement au ridicule exercice du Jongleur ; ſon prétendu Agent occupe ſérieuſement des gens de l'art capables (il faut le préſumer) de travailler avec fruit à des recherches ſolides, où du moins d'acquérir de l'expérience ; enfin cette innovation ridiculiſe les François aux yeux des autres peuples, & ſurtout de celui qui a déjà fait juſtice de cet objet de leur enthouſiaſme, ſans égard pour la perſonne d'un compatriote.

Ainſi la Jonglerie eſt preſqu'auſſi ancienne que le monde, &, pour ainſi dire, indiſpenſable. Quelqu'un (1) a prétendu que le Meſmériſme lui-même jouiſſoit des prérogatives de l'antiquité la plus reculée ; mais on ne doit pas prendre cette aſſertion à la lettre ; Meſmer a été plus adroit : s'il eut mis en uſage une Jonglerie déjà connue, déjà par conſéquent décréditée, il n'auroit pu obtenir aucun ſuccès ; c'eſt l'originalité qui diſtingue cet habile Jongleur, & qui lui mérite l'avantage d'être aſſimilé à ceux dont l'art a balancé le plus longtems le poids des vérités phyſiques (2).

---

(1) Traces du Magnétiſme.

(2) On a appuyé le ſentiment de l'Auteur des *Traces du Magnétiſme*, en faiſant voir l'analogie du Meſmériſme

De cet art ſont ſortis toutes les merveilles par leſquelles les Hiſtoriens étonnent encore aujourd'hui ceux dont l'autorité des crédules entraîne l'opinion; mais le merveilleux des Jongleries a été bien plus perſuaſif, quand les Jongleurs ont eu le bonheur d'être perſécutés; c'eſt delà qu'une Dame de beaucoup d'eſprit regrettoit un jour qu'on laiſſât Meſmer auſſi tranquille : *En vérité*, diſoit-elle, *il ne lui manque que d'être p. . . . . pour que ſa ſecte triomphe.*

---

avec d'anciens principes dans leſquels on a trouvé poſitivement les 27 Propoſitions de Meſmer. Il pourroit cependant ſe faire que ce dernier n'eût pas pris tant de peine pour chercher ſon ſyſtême, qu'il n'en a fallu pour en découvrir l'origine. En matière de raiſonnement, les gens d'eſprit ſe rencontrent; mais dans les faits, ce Jongleur eſt à peu-près original. Il n'a pas eu la mal-adreſſe de copier ſervilement. Voici la marche que le phénomène a ſuivi dans ſon eſprit.

I I.

Origine du Mesmérisme, *ou Histoire de diverses Jongleries de la même espèce.*

MESMER, en étudiant la médecine, a lu cette sentence de *Galien* : *Ille plures sanat de quo plures confidunt* (1). *La Mothe le Vayer* lui a appris que le plus souvent la santé du malade dépend de la bonne opinion qu'il a de celui qui le traite (2); il sait la sage réponse de J. J. *Rousseau* à qui on proposoit un Médecin, & qui vouloit *que la médecine vint seule le visiter;* d'après cela, l'empressement d'acquérir la confiance de beaucoup de personnes pour en guérir un plus grand nombre, de donner une opinion de lui à ses malades, supérieure à celle qu'ils ont communément des Médecins, & d'isoler sa Médecine, afin de la préserver du reproche d'être assujettie à ses caprices, a conduit son génie dans un sentier écarté des chemins connus, sous les auspices d'une cupidité peu commune.

« Telle est la marche de l'esprit humain, dit

(1) Plus on a de Malades, plus on en guérit.

(2) Des Remèdes.

» M. le Comte de *Buffon*, que lorſqu'il eſt une » fois frappé de quelqu'objet rare & ſingulier; il » ſe plaît à le rendre plus ſingulier encore, en » lui attribuant des propriétés chimériques & » ſouvent abſurdes ». Delà *Meſmer* n'a étudié la Médecine que pour apprendre des choſes propres à piquer l'eſprit humain par la rareté & la ſingularité des objets qu'il vouloit employer à guérir.

Pour mieux exécuter ſon projet, il s'eſt propoſé des modèles; l'Hiſtoire de l'art de guérir en fourmille; il a cherché parmi les hommes qui l'ont précédé dans la carrière de la Jonglerie, celui qu'il pourroit copier avec le plus d'avantage, aidé des lumières de ſon ſiècle, de beaucoup de fineſſe dans le diſcernement des choſes capables de ſéduire, & d'un grand fond de hardieſſe & de ſang-froid, pour remplir méthodiquement toutes les formalités extraordinaires qu'exigeroit le ſyſtême qu'il auroit embraſſé.

Dans ſes recherches il a trouvé mille moyens de ſe diſtinguer ſur les traces de bien de grands hommes; mais la plûpart n'étoient guères dignes de confiance aux yeux de la génération actuelle, & il n'y fut pas pris; il rejetta les *guériſons homériques*, ainſi appellées, parce qu'elles conſiſtoient pour tout remède, à mettre le quatrième Livre de l'*Iliade* ſous la tête du malade :

Meoniæ Iliadas quartum ſuppone timenti.

Le remède de *Caton* contre les luxations (1), qui ſe fait en prononçant *donata-daries-dardaries-aſtararies*, lui parut auſſi ingrat; il ne ſe décida pas plus pour les mots de *Marc Varron*, qui enlevoient les douleurs de goutte, ni pour le ſecret de *Servilius Novianus*, qui guériſſoit les maladies de l'œil, en faiſant porter au cou un billet ſur lequel il avoit écrit les deux lettres grecques *a* & *r*, *alpha* & *ro*.

Le fils d'*Autolius*, de qui la parole arrêtoit le flux de ſang, & l'Empereur *Adrien* qui, ſelon *Cœlius Aurelianus* (2), faiſoit ſortir l'eau du ventre des hydropiques, en les touchant du bout du doigt, n'étoient pas à ſes yeux des Jongleurs plus dignes du ſiècle dans lequel il auroit voulu rajeunir leurs découvertes. La grande réputation & la fortune prodigieuſe que *Serenus Sammonicus* s'étoit acquiſe à Rome, du tems de l'Empereur *Sevère*, ne purent même l'entraîner dans le parti de ſon hyérogliphe admirable contre les fiévres.

A B R A C A D A B R A
B R A C A D A B R
R A C A D A B
A C A D A
C A D
A

(1) *De Re ruſticâ.*

(2) Chronic. I.

Les Jongleries par les pierres précieuſes excitoient ſon admiration, auſſi bien que les charmes, les Taliſmans, les ſortiléges dont il lut mille Hiſtoires curieuſes; ici les Savans *Agricola* & *Cardan* (1), lui offroient le préſervatif contre toute ſorte de poiſons, pour ceux qui porteroient les larmes épaiſſies d'un cerf ou ſes dents; là, *Arnaud de Villeneuve* lui enſeignoit le moyen infaillible de conſerver la chaſteté, en portant habituellement un couteau dont le manche ſeroit fait avec *l'agnus caſtus*.

Ailleurs on lui vantoit les pierres les plus tranſparentes qui ſe trouvent dans les ventricules de l'autruche, portées au cou, pour procurer de bonnes digeſtions; la tunique intérieure du géſier du même oiſeau pour ranimer le tempérament affoibli, & exciter à l'amour; la préſence de la pomme de *Mandragore*, pour provoquer le ſommeil (2); &c. Il lut d'admirables choſes ſur les *Bézoards*, tant animal que minéral, & principalement ſur les inſignes propriétés de celui qui ſe trouve dans l'eſtomac d'un vieux bouc ſauvage & qui eſt une concrétion graduelle de ſes poils

(1) *De Subtilitate.*

(2) *Levinus Lemnius*, *Herb. Bibl. Cap.* 2.

qu'il avale en ſe lêchant ; mais où le trouver?

Si Meſmer a parcouru les Ouvrages *d'Œtius*, de *Marcellus*, *Pline*, *Theophraſte*, *Trallian*, *Delrio*, *Maxwel*, *Pecklin*, *Pierre d'Apono*, *Gaffarel*, *Naudé*, *Mizault*, *Scot* (1), *Albert-le-Grand* (2), &c. ils ont dû, ſinon lui fournir le trait de Jonglerie qu'il a adopté, du moins lui en préſenter beaucoup d'autres capables de plier ſon eſprit à tout ce qu'il lui falloit faire pour réuſſir dans cet Art; l'autorité de tous ces Jongleurs, ou qui étoient les Hiſtoriens des Jongleurs de leur tems & leurs Partiſans, étoit ſurtout faite pour flatter ſes eſpérances, en lui montrant combien la crédulité eſt infaillible.

A meſure qu'il découvroit une nouvelle Jonglerie, qui avoit eu quelque crédit, il ſe perſuadoit qu'on ne ſeroit plus incrédule à ſon égard; il s'extaſia à la vue des ſuccès de la méthode de guérir les bleſſés en les *panſant du ſecret*; il admira ce fameux onguent inventé par *Paracelſe* (3), & compoſé de la mouſſe qui s'attache

(1) *De Secretis Naturæ.*

(2) *De mirabilibus Secretis.*

(3) *De Philoſophiâ occultâ.*

au

au crâne des Pendus, de graiſſe humaine & d'ours mâle, mêlées avec d'autres ingrédiens; il conçut comment un tel mélange, préparé tandis que le ſoleil eſt au ſigne de la *balance*, & appliqué tous les jours ſur le fer qui a fait la plaie ou ſur un autre qui y aura été introduit, la guérit infailliblement, quand même ce panſement ſe feroit à cent lieues du bleſſé.

Baptiſte Porta, *Tollius*, *Servius*, *Sennert*, *Goclenius*, *Vanhelmont*, le Chancelier *Bacon*, les Jéſuites *Lana* & *Kirker*, *Charles Sorel*, ſurnommé *de Lille*, & M. *Loiſel*, Médecin d'un de nos Rois (1), autoriſoient de leurs ſuffrages l'inclination de Meſmer pour cette merveille; mais elle n'étoit pas propre à un aſſez grand nombre de maux pour ſa cupidité. Il auroit pu débiter un autre onguent fait le vendredi, avant le lever du ſoleil, dont le ſuccès eſt aſſuré pour rendre invulnérables toutes les parties du corps qui en auroient été ointes; mais il étoit plus diſpoſé à s'occuper de maladies internes, que de l'application de la main.

Meſmer vit beaucoup d'autres choſes ſurprenantes dans ce dernier genre. Que ne trouva-t-il pas ſur

(1) *Mag. Nat. De Magnet. Vuln. Cur. Sylva Sylvarum, cent. X. Philoſoph. Nat. Lib. 2. Secret. Aſtrolog. Mund. Subterran.*, &c.

la guérifon des maladies par *tranfplantation? Borelli* & *Hoffmann* l'autorifoient à faire coucher fes Malades avec des animaux, pour enlever les douleurs. On verra dans la fuite comment le nouveau Jongleur profita de cette ouverture, pour perfectionner l'Art, en y couchant lui-même.

Panarole (1) l'exhortoit à guérir les Hydropiques, en attachant les ongles de leurs pieds & de leurs mains fur le dos d'une écreviffe, & en la jettant enfuite dans la rivière. *Balthafar Wagner* lui propofoit de faire paffer l'inflammation des yeux dans un morceau de racine de guimauve cueillie lorfque le foleil eft dans *virgo*, & attachée à la nuque.

L'Auteur de l'*Unguentum Magneticum* lui vantoit encore fa *Mumie* contre la fièvre & la jauniffe (2). Ce remède fouverain confifte à mettre du fang des Malades dans des coquilles d'œuf qu'on a vuidées, à les faire couver en cet état fous une poule, & à donner enfuite ce fang à manger à un chien. Il y eut jufqu'à *Maupertuis* qui voulut lui perfuader à Vienne de guérir les maladies, en enduifant les Malades de poix réfine (3).

---

(1) *Fafcicul. Arcan. I, pag. 210.*

(2) *Paracelfe de Lampade Vitæ.*

(3) Mém. pour fervir à la Vie de Voltaire.

Robert Flud (1) lui exposoit avec enthousiasme les succès d'un Gentilhomme Anglois, qui faisoit métier de guérir plusieurs maladies, & sur-tout la jaunisse, quoique le Malade fût éloigné de lui de plusieurs mille, pourvu qu'il eût de son urine. Il mêloit cette urine avec des cendres de bois de frêne; il en formoit 3, 7 ou 9 petites boules. Il faisoit un trou au haut de chaque boule; il y mettoit une feuille de safran, & il le remplissoit de la même urine. Ces boules, en se desséchant, guérissoient le Malade.

Un autre Anglois que Mesmer auroit pu imiter, nommé *Rumelius Pharamundus*, guérissoit ainsi la goutte & la gravelle. Il prenoit des ongles des pieds & du poil des jambes des Malades, les mettoit dans un trou percé dans le tronc d'un chêne jusqu'à la moëlle, bouchoit le trou avec une cheville faite du même bois, couvroit le dessus avec du fumier de vache, & donnoit ainsi tout le mal à l'arbre, sans en excepter la rétention d'urine.

Cette Jonglerie médicale avoit eu des Partisans recommandables. *Thomas Bartholin*, premier Médecin de la Cour de Copenhague, avoit écrit en faveur de la transplantation des maladies contre *Herman Grube*, Auteur d'une Dissertation critique

(1) *Philosoph. Mosaic. lib. 2, fol. 110.*

de ce phénomène. Ainſi Meſmer auroit pu la renouveller ſans beaucoup ſe compromettre. Il auroit eu à ſon appui une infinité d'exemples des maladies tranſplantées, & il n'auroit pas oublié de faire valoir leur tranſplantation citée par *Bartholin* (1), au moyen de laquelle des démons paſſèrent du corps des poſſédés dans des pourceaux.

Mais une doctrine auſſi compliquée épouvanta Meſmer. Il ne vouloit pas charger ſa mémoire de pluſieurs recettes. Il n'en deſiroit qu'une; mais il vouloit qu'elle fût propre à tous les maux.

Il ſe ſeroit fort accommodé de quelque choſe qui auroit reſſemblé à la *poudre de ſympathie*, au moyen de laquelle un Jongleur adroit (le Chevalier *Dighbi*) étoit parvenu à s'illuſtrer & à s'enrichir. Il faiſoit tremper un petit morceau de linge teint du ſang des Malades ou du pus des plaies, dans une diſſolution de poudre de vitriol, & les maladies ſe guériſſoient pendant l'infuſion.

Rien n'étoit plus aiſé à imiter. On comptoit mille cures opérées par ce remède, quoiqu'on n'en citât aucune. Son Auteur s'étoit fait des Partiſans nombreux, du plus grand poids, & auſſi zélés que le Moine *Hervier*, & d'autres ſont ceux de Meſmer. Cependant le nouveau Jongleur ſentit que

(1) *Cent 3, Obſ. 56.*

le moment de l'infaillibilité de cette Jonglerie étoit paſſé. Il ne jugea pas à-propos de la reproduire. Il ne retint de Dighbi que le raiſonnement (1), qui eſt celui de la plûpart des Jongleurs qui l'avoient précédé, y fit de très-légers changemens (2); & s'expliqua myſtérieuſement, de manière à faire ſoupçonnerque c'étoit la poudre ſympathique, qui occupoit la capacité de ſes baquets.

Le renouvellement d'une ſuperſtition qui avoit fait du bruit en Allemagne ſous les yeux de Meſmer, décida ſon choix. La Jonglerie du Prêtre *Gaſſner* fut ſon fait. Elle mit fin à ſes recherches. Il adopta ſa manière de guérir, en touchant. Il attribua cette vertu ſurprenante de l'Eccléſiaſtique à une propriété naturelle qui ſe trouvoit en lui (3). Il ſe donna, comme de raiſon, la même propriété;

---

(1) « Que toute la ſphère de l'air eſt remplie de lumière. » (Meſmer dit *de Magnétiſme*) : — Que l'air enlace tous » les corps du monde. — Que ſes parties très-déliées ſont » dans chaque corps. — Que ces parties en entrant, en » ſortant & en paſſant au travers des corps, ſont la cauſe » des changemens qui y arrivent. — Qu'en excitant l'action » de ces parties, on excite ces changemens. — Que d'une » certaine manière de les exciter, dépend le rétabliſſement de » la ſanté ».

(2) Meſmer juſtifié, pag. 33 & ſuiv.

(3) Mém. ſur la Déc. du Magnét. animal, pag. 36.

& fans le fecours des connoiffances qu'il auroit pû tirer pour le nouveau rôle qu'il alloit jouer, de *Michel Medina*, de l'Anglois *Greatrakes* (1), & de l'enfant de *Salamanque* (2), qui ont exercé la même Jonglerie avec le plus grand fuccès, il parvint à guérir par l'attouchement.

Il perfectionna même cette méthode ; au lieu d'appliquer groffièrement la main entière fur les parties malades, il découvrit la manière de réuffir, en n'approchant qu'un doigt ou une baguette de fer, à l'exemple de *Circé* la Magicienne, dont les geftes *changeoient les hommes en bêtes* (3), & qui faifoit une infinité de prodiges. Il y ajouta encore dans la fuite une élégance qui avoit été inconnue à la Jongleresse Grecque; il ne touchoit point ; fa vertu opéroit à des diftances auffi éloignées que la portée des fens.

Ces gentilleffes finement adaptées à la Jonglerie du défintéreffé Gaffner, qui n'avoit pas été perfécuté, fufcitèrent des tracafferies à Mefmer, qui ne jongloit que pour de l'argent; mais il punit fon ingrate patrie par fon abfence. Il parcourut plufieurs Villes d'Allemagne, fans rencontrer dans

(1) Pechlin., Obf. 31.

(2) Lettre fur le Secret de Mefmer, pag. 20.

(3) Odyff. 10, Ænéid., 7, Métamorph. 17.

aucune, des hommes aſſez bons pour faire cas de ſa découverte. Il vint à Paris; il y ſuccéda à un Jongleur de la rue *des Moineaux*, qui guériſſoit les Malades en les touchant, & qui avoit, comme Meſmer à Vienne, reçu de la Police, le conſeil de ne plus rendre ſes compatriotes les témoins de ſes miracles (1).

A plus d'un égard, cette circonſtance n'étoit pas très-favorable à Meſmer. Mais c'étoit un autre Jongleur que celui de la rue des Moineaux, qui avoit eu la mal-adreſſe de parler bon François, & de ne pas donner un nom à ce qu'il mettoit en uſage pour guérir. Tout, au contraire, concourut au ſuccès de la Jonglerie du nouveau venu.

La perte de pluſieurs Médecins diſtingués avoit fait ſenſation, quoiqu'il y en eut encore pluſieurs; de malheureuſes diſſentions diviſoient ceux qui reſtoient; les gens malades par état, étoient allarmés par la crainte de ſouffrir de leur méſintelligence; Meſmer paroiſſoit ſeul contre tous, mais il promettoit de tout guérir; & comment? Par des moyens délicieux, enchanteurs, qu'il ſubſtituoit aux ſecours déſagréables de la Pharmacie.

D'autre côté, tout le monde étoit occupé de Phyſique & de Chymie; c'étoit ſur-tout les per-

(1) Miracles de Meſmer, pag. 9.

ſonnes les moins-éclairées qui raiſonnoient de ces ſciences avec le plus de bruit ; on étoit paſſionné par la préſence de *Francklin*, pour le fluide électrique ; *Comus* attiroit une multitude de Spectateurs aux merveilles qu'il opéroit par le moyen de l'Aimant ; la poudre d'*Ailhaud* perdoit de ſon crédit ; aucun procès ſcandaleux ne faiſoit époque ; le Jongleur *Caglioſtro*, âgé de 200 ans, n'avoit pas encore paru, & c'étoit un peu avant la navigation aërienne.

Profitons, dit en lui-même Meſmer, de cette conjoncture ; mettons au jour une idée hardie, faite pour étonner & entraîner en même tems ; ſubſtituons à l'air ou à la lumière de Dighbi (1), à la vertu pure & ſimple du bon Gaſſner (2), un agent qui paſſe pour tenir de l'*Electricité* & du *Magnétiſme*, mais qui ne puiſſe être pris ni pour l'un ni pour l'autre ; ſans quoi les Sçavans m'en auroient bientôt dépouillé ; pour ne pas être compromis, faiſons-le exiſter dans un lieu inacceſſible aux ſens : dans moi-même ; qui ira y voir ? Appellons-le *Magnétiſme animal*, & ſur-tout faiſons en un remède univerſel.

Attribuons-nous la propriété excluſive de le

(1) Voyez pag. 21, Not.

(2) Voyez pag. 21.

faire servir aux guérisons ; insinuons seulement, pour ne pas paroître absurde, que tous les hommes sont également doués de la même vertu ; ce systême est fait pour flatter la vanité, & pour exciter, dans bien des personnes, le desir de connoître en eux une faculté nouvelle ; les Physiciens ne me croiront pas, sans doute ; mais ce n'est pas d'eux que les Jongleurs attendent la fortune, & ils ont ici peu de crédit.

C'est au vulgaire, ajouta-t-il, qu'il importe de faire adopter ma nouvelle doctrine ; pourquoi lui répugneroit-elle? Ne fournira-t-elle pas une belle matière, bien nouvelle, aux conversations? Ne ranimera-t-elle pas avec avantage la langueur de la plûpart des cercles? Ne débute-t-on pas dans tous par demander à chacun des nouvelles de sa santé? Me voilà donc d'emblée sur le tapis. Ce sera à qui ébruitera le premier mon phénomène, & ceux qui l'auront ébruité, par amour-propre, ne seront-ils pas obligés de le défendre contre la censure, de le préconiser?

Que pourroit-on trouver d'incroyable dans le Mesmérisme? N'y a-t-il pas à *Hambourg* un Comte *de Saint-Germain*, parlant mauvais Allemand, qu'on croit âgé de deux mille ans, qui a beaucoup connu J. C. & qui a bu avec lui aux nôces de *Cana* de l'eau qu'il avoit changée en vin? (1)

(1) Esprit des Journaux, Juillet 1784, pag. 386.

Ainſi parla Meſmer ; & il ſe mit à établir qu'il n'y a *qu'une nature , qu'une vie , qu'une ſanté ;* d'où il conclud qu'il ne devoit y avoir qu'*une maladie ,* qu'*un remède ,* qu'*une guériſon ;* enſuite il raiſonna ainſi : « La Nature ſubordonnée à l'impulſion qui » lui a été donnée par la main créatrice , porte » en nous, par mille canaux divers, l'action de la » vie ; ſon libre cours conſtitue la ſanté ; ſon dé- » rangement ou les obſtacles à ce cours , forment » les maladies ; & quoique les maladies ayent reçu » différens noms , la cauſe en eſt unique. *Or ,* » rendre à la nature ſon véritable cours , voilà la » ſeule médecine qui puiſſe exiſter ; *donc* je ſuis » propriétaire de cet agent récupérateur de l'im- » pulſion donnée par la main créatrice ; *donc* cet » agent eſt le *magnétiſme animal ; donc* tous les » remèdes uſités depuis que la Médecine exiſte , » n'ont obtenu du ſuccès qu'en ce qu'ils ont » ſervi de conducteurs au Magnétiſme ». Ne voilà-t-il pas qui eſt clair ?

III.

Procédés du Mesmérisme.

Dans le principe, Mesmer n'employoit pour ses attouchemens qu'une petite barre de fer de la grandeur d'un crayon de poche ordinaire, ou l'index, ou le pied, ou la main; c'étoit, selon lui, les conducteurs de son fluide, ou les guides par le moyen desquels il conduisoit ce prétendu fluide dans les malades pour y rétablir l'équilibre du leur; ses attouchemens n'avoient même pas besoin d'être immédiats; un espace entre le conducteur & la peau, le soulier qui couvre le pied, les habits de laine ou de soye, n'étoient pas des obstacles à l'intromission; la communication avoit également lieu par la réflection des glaces, par l'intermède de l'air, de l'eau, de la terre, par la vibration des sons.

Il mesmérisoit sans appareil apparent, son fluide étoit en lui; on ne voyoit que le conducteur; il voyageoit avec le Mesmérisme, sans qu'il s'évaporât dans le transport; quelquefois il se mettoit au lit avec ses malades pour accélérer l'influence (1);

(1) Réponse d'un Médecin, &c., pag. 97. Miracles de Mesmer, pag. 13.

ſi les Médecins avoient eu leurs cheveux, il auroit vraiſemblablement pris perruque ; cette raiſon fit que les cheveux furent néceſſaires pour meſmériſer (1) ; enfin il donnoit à ſes opérations tout l'air myſtérieux qu'exigeoit une Jonglerie de cet intérêt.

A cette époque le Meſmériſme étoit peu remarqué, une ou deux têtes exaltées ſeulement, ſe trompoient ou vouloient tromper en embraſſant le parti de cette nouveauté ; mais bientôt l'intérêt augmenta & la recette devint honnête ; Meſmer ne pouvant ſuffire à toucher tous les malades qui ſe préſentoient, initia ſon Valet *Antoine*, Garçon, diſoit-on, fort intelligent, qui s'acquittoit au mieux, à ce qu'on aſſûre, de ſon emploi, ſurtout auprès des Dames (2).

Pour ſoutenir cette bouffée de vogue, on eut recours à un appareil, à quelque choſe qui ſentit un peu ſon merveilleux ; on conſtruiſit des baquets; il faut lire ce que c'eſt qu'un baquet (3) ; la poſtérité admirera cette précieuſe invention : un grand vâſe couvert myſtérieuſement, préſente pluſieurs petites barres de fer, dont une extrémité eſt ren-

---

(1) Meſmériade, Chant II, Not.

(2) Meſmer juſtifié. (Ouvrage très-délicatement écrit, & fort de choſes), pag. 10.

(3) Ibid., pag. 18 & ſuiv.

fermée dans le vâſe, & l'autre s'élève & offre aux malades le fluide récupérateur ; on ſe met une de ces dernières extrémités ſur le creux de l'eſtomac ou ſur les parties malades pour ſoutirer le fluide du baquet qui en eſt un réſervoir.

Le fluide de Meſmer n'étoit déja plus propre & perſonnel à ſon individu, il avoit imaginé cet expédient pour ſe diſpenſer de toucher tant de monde, & pour ſoulager un peu ſon pauvre *Antoine*; il s'occupoit pendant les ſéances du baquet, à contempler les merveilles de la Nature, à perfectionner ſon ſecret, qui étoit pour lui la Pierre Philoſophale, & à jongler en Ville.

On n'admettoit aux traitemens que des perſonnes dont le fluide étoit dérangé & à qui le Meſmériſme devoit le rétablir, d'une manière ſenſible ; mais par des circonſtances qu'on ne peut attribuer qu'au caprice du remède, il rattoit la plûpart des malades ; quelques ſujets ſeulement paroiſſoient éprouver des révolutions ; c'étoit toujours les mêmes perſonnes, elles étoient de la ſociété intime de Meſmer, & leurs ſenſations apparentes étoient conſtamment les mêmes & comme de pure imitation. Alors on conçut davantage ce que le Jongleur avoit avancé, que, pour éprouver des ſenſations, il falloit avoir de la foi.

La perſuaſion ne faiſoit pas encore de grands progrès, faute de guériſons bien évidentes, précédées de maladies bien conſtatées ; mais Meſmer uſa d'un autre ſtratagême, il augmenta l'attention par des merveilles, les perſonnes habituées au baquet, donnèrent le ſpectacle des plus violentes convulſions, & on les attribuoit au Meſmériſme ; Meſmer meſmériſa ſa canne (1), un horloge (2), des arbres (3), un livre, un ſopha ; il menaça de meſmériſer la lune. Les mêmes perſonnes en regardant toutes ces choſes, tomboient en convulſion ; on fut obligé de préparer un appartement de ténèbres, garni de matelats pour contenir les actrices de ces grandes pièces.

Les ris immodérés, les pleurs, les chants, la déclamation qui paſſoient pour involontaires, aiguillonnèrent la curioſité ; à ces ſpectacles, on ajouta des concerts, le ſon de l'*harmonica*, du *Piano-Forte*. Le moyen de ne pas croire qu'il ſe paſſoit des choſes extraordinaires chez Meſmer ! Comment ne pas y courir, puiſqu'on n'avoit plus le *Coliſée* ? Et comment ne pas ſe perſuader que toute choſe extraordinaire eſt un excellent remède ?

---

(1) Meſmer juſtifié, pag. 22.

(2) Ibidem, pag. 25.

(3) Ibidem, pag. 26. Meſmériade, pag. 4.

On tira parti de tout, des tableaux allégoriques (1), représentant des sujets séduisans, firent plus de sensation qu'on ne pense. Combien de fables accréditées par les tableaux & la musique (2)!

---

(1) Mesmer justifié, pag. 27.

(2) Il suffit d'en citer un exemple du XIIIième Siècle: *Scokius* raconte dans son *Historia Hamelensis*, qu'à *Hamelem* sur le Weser, dans la basse Saxe, les Habitans étoient tourmentés en 1284 d'une quantité si surprenante de rats & de souris, qu'il ne leur restoit pas un grain qui n'en fût endommagé. Sur ces entrefaites, un Étranger (un Jongleur) arriva dans la Ville, & s'offrit de chasser ces animaux moyennant une somme. On conclut le marché. L'Étranger tira de sa gibecière une flutte dont les sons attirèrent les rats de toutes parts. Ils le suivirent en plein jour jusqu'au Weser, où il entra en relevant ses habits, & où les animaux qui le suivoient toujours, furent tous noyés. Le Jongleur demanda son salaire: on lui manqua de parole. Pour s'en venger, il revint le lendemain jouer d'une autre flûte, qui attira après lui tous les enfans de la Ville, depuis quatre ans jusqu'à douze, au nombre de 130, & il les emmena si loin, qu'on n'en a jamais entendu parler depuis. Or cette anecdote n'est parvenue à la connoissance des Historiens, que par un tableau qui représentoit l'événement sur la porte de la Ville, appellée *la Neuve*, où l'on voyoit encore, il y a cent ans, cette inscription:

Centum ter denos cùm magus ab Urbe puellos
Duxerat antè annos CCLXXII condita porta fuit.

Ainsi donc l'admirable Mesmer, l'intérieur admirable de la maison de Mesmer, & les choses admirables qui se passoient chez Mesmer, tout étoit très-différent des Médecins de la Capitale, & de la simplicité qui les environne.

On s'efforçoit d'exciter le moral des malades à agir sur le physique, pour opérer des changemens qui servissent au moins de prétexte; on annonçoit avec appareil aux foibles qu'ils alloient ressentir de grands effets; qu'ils alloient essuyer des *crises;* la plûpart étonnés seulement, ne ressentoient rien. Cependant se trouvoit-on mal au baquet par la gêne de l'attitude, par des douleurs que le remède n'augmentoit pas, mais qui continuoient, par l'ennui, par l'impatience, par la honte? c'étoit le Mesmérisme; une jeune personne rougissoit-elle, lorsque les attouchemens d'Antoine ou d'un autre Jongleur étoient immédiats & faits dans un certain sens, d'une certaine manière? c'étoit le Mesmérisme; c'étoit encore le Mesmérisme auquel on attribuoit l'effet des remèdes internes que Mesmer glissoit adroitement dans l'occasion (*1*).

Malgré tout ce travail, comme personne n'étoit guéri chez Mesmer, excepté ceux qui avoient de la foi, la Jonglerie manquoit son but, & la

(1) Magnétisme animal dévoilé, pages 5 & 6.

recette

recette étoit médiocre; le bon ſens qui jette de tems en tems des étincelles au milieu des ténébres de l'erreur, la durée de la même choſe, quelques brochures en éloignoient; le Jongleur perdoit tout, excepté la tête; il tira des circonſtances un moyen de recueillir ce que la pratique du Meſmériſme lui avoit refuſé; il propoſa de céder cette précieuſe découverte; on admira cet acte de générоſité, mais encore plus celle des Amateurs qui ſe préſentèrent.

Quelques-uns ont taxé à cette occaſion Meſmer d'inconſéquence; mais les gens ſenſés n'ont aſſurément rien vu que de très-conſéquent dans ſa conduite : il avoit refuſé, dit-on, de communiquer ſon ſecret au Gouvernement, ſous prétexte que ſon agent lui étoit excluſivement perſonnel; enſuite il l'avoit tranſmis à Antoine ſon ſubſtitut; enſuite un Médecin moins ingénieux & plus ſubtil le lui avoit dérobé, enſuite il le mettoit à l'encan; pour trouver là de l'inconſéquence, il faut bien avoir envie de s'appeſantir ſur des miſères.

Enfin ce ſecret fut cédé à quarante-huit perſonnes, auxquelles Meſmer promit, foi de Jongleur, qu'elles ſauroient guérir auſſi bien que lui, lorſqu'il les auroit endoctrinées; chacun des élus céda de ſon côté *cent louis* pour acquérir le préſervatif de toutes les maladies, le remède de toutes les maladies pour lui & tous ceux qu'il voudroit en gratifier. Le Marchand en avoit refusé davantage du Gouvernement; mais il sacrifia le surplus, comme il avoit sacrifié le plaisir de vivre dans sa chère patrie, à l'amour d'être utile à des Etrangers.

On s'est écrié contre un pareil désintéressement; on a eu tort; pour rejetter les offres brillantes d'un grand Ministre, *Mesmer* avoit d'excellentes raisons, & il ne tarda pas de mettre le Public dans sa confidence. Des murmures s'élevèrent parmi ses elèves; il ne leur enseignoit point ce qu'il leur avoit promis; il cherchoit bien à les éblouir par des raisonnemens spécieux, à leur en imposer par la cérémonie pompeuse de leur réception (1), par leur aggrégation à une *Société d'harmonie* (2); mais il s'étoit répété tant de fois, qu'on le savoit par cœur, & des formalités puériles n'étoient pas à leurs yeux une science; ils vouloient avec juste raison du solide, comme les cent louis qu'ils avoient donnés.

Cependant les Elèves passoient une partie de leur vie au baquet, à sucer, pour ainsi dire, le *Mesmérisme*; ils en sortoient imprégnés, ils répandoient ce baume invisible dans les individus qui

---

(1) Hist. du Magnétisme, pages 23 & suiv.

(2) Lettre de M. le le Marquis de Puységur. Soissons.

venoient demander du ſoulagement; ils le portoient au-dehors, & s'en ſervoient au lit des malades; ceux d'entr'eux qui étoient Médecins, & qui n'étudioient que pour devenir d'auſſi habiles Jongleurs que *Meſmer*, ne l'employoient que pour la forme, ils en conviennent (1); ils traitoient les malades ſelon le peu de médecine qu'ils ſavoient; les autres, qui vouloient que le Meſmériſme fit tout, comme on le leur avoit promis, & dans les mains deſquels il ne faiſoit rien du tout, témoignèrent du mécontentement; on eut alors des ſcènes différentes de celles de la muſique & des convulſions; on entendit d'autres épithètes que celle de *divin* qu'on avoit quelquefois prodiguées au Jongleur; on vit clairement qu'il avoit fait des duppes, & qu'on avoit payé la leçon.

La plûpart de ces Elèves firent aiſément le ſacrifice de l'argent & du tems qu'ils avoient perdu; mais il n'en fut pas de même de tous; ils avoient eu le deſſein de placer cette ſomme à intérêt, ils perſiſtèrent dans leur réſolution. Les Habitans de *Malthe*, *Bordeaux*, *Breſt*, *Roahefort*, *Amiens*, *Lyon*, *Beſançon*, *Verſailles*, ſans compter les Partiſans du Baquet de la rue *Vivienne*, à Paris, virent ſe former de nouveaux atteliers de Meſmériſme, dont

(1) Magnétiſme animal dévoilé, pag. 26.

ils ne furent pas longtems à connoître le ridicule; par-tout l'amour-propre révolté des perſonnes qui ont été duppes de leur confiance, ont jetté cette Jonglerie dans le diſcrédit.

I V.

Cures opérées par le Mesmérisme.

LE Meſmériſme une fois connu par ſon origine, & par les procédés de ſon Auteur, tant avec ſes Malades, qu'avec ſes Élèves dans l'Art de la Jonglerie, il ne reſte plus qu'à achever l'examen par l'expoſition des guériſons dûes à ce phénomène. C'eſt le ſeul moyen de fixer le jugement ſur cette nouveauté. Aſſez de malades ont parlé; aſſez d'autres ont été condamnés à un éternel ſilence; aſſez de perſonnages inſtruits & impartiaux ont établi là-deſſus des réſultats, pour qu'ils ne ſoient point douteux.

Il eſt de fait qu'on ne citera pas une ſeule perſonne atteinte d'une maladie grave, bien conſtatée, guérie par le Meſmériſme, aidé même du ſecours de la Pharmacie, qu'on ne néglige pas de lui ajouter.

Qui pourroit entreprendre de s'élever contre ce témoignage irréprochable des faits? Sera-ce feu M. *Court de Gébelin*, l'Apologiſte du Meſmériſme (1), & le Martyr de ſa crédulité ? Feu M. *Bourgade* (2) ? Feu M. *Cochin* (3) ? Feu M. *L. R.* (4) ? Feu M. *l'Échevin* de Verſailles ? Feu M. *de Ruz....* (5) ? Feu Madame la Ducheſſe *de Chaulnes*, & Madame *de la Corée* (6) ? Feu Madame *Poiſſonnier* ? Feu Meſdames *de Caquerey*, *de Saint-Surin*, & un Soldat paralytique à Rochefort (7) ? Feu Madame la Marquiſe *de Fleury* ? Feu Mademoiſelle *Buſſon* ? &c. &c.

Sera-ce l'Épouſe de l'Avocat du Fauxbourg S.-Honoré (8) ? Ou le Libraire que la Pharmacie a guéri, comme il l'auroit été ſans le ſecours du Meſmériſme (9) ? Ou la Dame accouchée par Meſmer, comme toute autre femme accouche (10) ? Ou l'Auteur du *Magnétiſme animal dévoilé*, qui a le courage de confeſſer lui-même comment il a été dupe ?

Sera-ce des perſonnes qui, comme le P. *Her-*

(1) Lettre de l'Auteur du Monde Primitif.

(2) Meſmer juſtifié, pag. 30.

(3) Ibid. pag. 32.

(4) Magnétiſme animal dévoilé, pag. 9.

(5) Obſervation de M. de Bouzeis. Paris.

(6) Meſmer juſtifié, pag. 32.

(7) Lettre ſur le Secret de M. Meſmer, pag. 16.

(8) Magnétiſme animal dévoilé, pag. 16.

(9) Ibid. pag. 7.

(10) Ibid. pag. 23.

vier, ſe portent bien depuis qu'elles ont eu recours à la Jonglerie, & qui n'avoient pas été malades auparavant (1)? Sera-ce celles dont Meſmer a cité les cures miraculeuſes, mais ſans nommer les maſques, & pour cauſe (2)? Ou bien ſera-ce celles qu'il a priées, dit-on, en payant, de feindre d'être malades, à l'exemple du Jongleur du coin, qui eſcamote leſtement avec la pointe mouſſe de ſa large épée, une dent de la bouche d'un manant qu'il a fait approcher de ſa monture pour un petit écu?

Si aucun de ces Perſonnages n'eſt propre à défendre le Meſmériſme contre le témoignage précédent des faits, à qui faudra-t-il avoir recours? A Meſmer lui-même & à *Delon*, qui ſe ſont guéris réciproquement (3), puis vanté réciproquement, puis injurié réciproquement par des motifs que le profane Vulgaire ne doit point pénétrer, & qui ont continué de jongler ſéparément, comme à l'ordinaire?

Faudra-t-il interroger les Médecins Jongleurs qui imitent Meſmer, (4) eſpérant de ſortir de

(1) Meſmer bleſſé, pag. 6.

(2) Miracles de Meſmer, pages 10 & ſuiv.

(3) Ibid pages 18 & 19.

(4) Pluſieurs qui ne ſeroient peut-être pas bien aiſe qu'on les nommât.

l'obſcurité par la charlatannerie ? Les Chirurgiens (1)? Les Accoucheurs (2)? Ou bien les Élèves Jongleurs, qui ne ſont pas Médecins, & qui ont perdu avec Meſmer cent louis & leur tems (3)?

Sera-ce enfin l'autorité, le nombre & le poids des Partiſans du Meſmériſme, qui empêcheront qu'on en croye les faits ? N'a-t-on pas vu la crédulité de très-graves Perſonnages de l'Antiquité, excitée par des Jongleries moins abſurdes & moins pernicieuſes (4).

(1) Gazette de Santé, 27 Janvier 1782.

(2) Magnétiſme animal dévoilé, pag. 23.

(3) Hiſt. du Magnétiſme, pag. 19.

(4) Voyez l'Article II.

V.

Causes de la crédulité au MESMÉRISME.

LE Mesmérisme présenté comme on l'a vu d'abord, devoit attirer beaucoup de Spectateurs dans un pays où tout est spectacle, où la conversation roule beaucoup sur les Spectacles, & où l'on a, pour ainsi dire, épuisé rout ce qu'il y avoit à dire sur les plus connus. L'air du Jongleur, ses manières, son ton d'assurance, ses expressions germanisées, l'attrait de la Musique, & surtout d'un instrument nouveau pour bien des personnes, tel que l'*Harmonica*, la grande liberté dont on jouissoit chez lui, la certitude d'y trouver des gens de connoissance, l'espoir d'en faire de nouvelles, d'y voir des femmes, & des femmes plus intéressantes par leur situation, la curiosité, l'amour du merveilleux, qui fait tout les motifs, s'il faut en croire la critique? déterminèrent à participer des phénomènes d'une Jonglerie aussi adroite & aussi bien concertée.

Les curieux devinrent attentifs, & de l'attention on passa à la persuasion. Comment dira-t-on, lorsque le voile sera tombé, est-il possible qu'une supercherie aussi grossière que le Mesmérisme ait pris faveur dans un pays aussi éclairé que la France, au milieu de tout ce que l'Europe admire de ſçavans dans tous les genres, de Phyſiciens érudits, de Médecins profonds & expérimentés, & d'un grand nombre d'hommes de génie, ſurtout après avoir été rejettée par les Allemands, dont on ne verroit pas ſans peine le jugement effacer la pénétration des François.

Celui-là ſeul qui ignore la marche des choſes en France, ſera embaraſſé par cette queſtion. Tout ce qui concerne les grandes ſociétés, eſt mû dans ce Royaume par deux puiſſances : l'argent & l'amour-propre ; le premier paroît plus particuliérement l'idole des hommes ; les femmes ſont en général plus eſclaves de l'autre. Il y a des hommes vains & des femmes avides ; quelqu'un d'eſprit qui a reconnu cette diſpoſition, & qui a une flexibilité de caractère & un talent propre à en tirer parti, peut prétendre à tout.

L'homme avide & adroit met en jeu l'amour-propre d'autrui pour ſe ſatisfaire ; les perſonnes vaines, de leur côté embraſſent avec empreſſement les fantômes qui ſe préſentent ſous la forme de découvertes glorieuſes, pour s'aſſimiler, en quelque ſorte, aux inventeurs, & briller du reflet de leur gloire. C'eſt pour cette raiſon qu'on voit de tous côtés de nouvelles expériences de la *Montgolfière*, dont le plus grand nombre n'eſt pas celles qui réuſſiſſent.

C'eſt le même ſentiment qui a fait accourir tout Paris dans la rue *des Moineaux*, pour y voir l'homme qui guériſſoit par des geſtes (1) ; c'eſt ce qui a déterminé M. *Court de Gebelin* à imprimer que le *Meſmériſme* l'avoit guéri (2) un inſtant, pour ainſi dire, avant de mourir dans les bras de Meſmer, & ce qui a engagé le R. P. *Hervier* à publier que le Meſmériſme l'avoit délivré de pluſieurs maladies qu'évidemment il n'a jamais eues (3).

Dès qu'on a fait ce premier pas inconſidéré, l'honneur, tel qu'on l'entend, défend de rebrouſſer chemin ; on perſiſte avec obſtination dans ſon ſentiment ; on tâche d'atténuer ce qu'il a de ſingulier en faiſant des Proſélites ; chaque Partiſan devient Chef de Secte & l'erreur ſe multiplie par le moyen des Chefs éloquens ; on ne prend point les armes pour défendre ſon opinion ; mais on n'obéit pas moins à une eſpèce de fanatiſme qui fait déteſter ceux qu'on ne peut perſuader & qui entraîne à leur vouloir du mal.

Telle peut être la raiſon qui force ceux qui écrivent ſur le ſyſtême de Meſmer, à garder l'anonyme : on ne devroit pas craindre d'oppoſer ſon autorité à celle d'un Jongleur ; mais

---

(1) Voyez ci-devant pag. 23.

(2) Lettre de l'Auteur du Monde Primitif.

(3) Meſmer bleſſé, pag. 27.

bien de ses Partisans ne seroient peut-être pas bien-aises qu'on offensât leur amour-propre en divulgant leur erreur ; Mesmer l'a senti ; c'est pourquoi « il ne cherche ses garans que parmi » les Grands, comme pour être fondé à taxer » d'impolitesse ceux qui révoqueroient en doute » de pareils témoignages (1) ».

Les femmes ont commencé la fortune du Mesmérisme ; la délicatesse de leurs organes, leur infériorité en matière de science, leur plus grande susceptibilité, leur avidité moins réfléchie pour les phénomènes, leur amour de tout spectacle, cet amour qui les traîne en foule, même à ceux qui se donnent à la Grève, (2) & les soins qu'a eu *Mesmer* de disposer toutes les nuances de sa Jonglerie, de manière à exercer principalement sur elles l'empire de la séduction, tout cela explique naturellement leur influence sur cette nouveauté.

Plusieurs hommes dont la constitution physique & morale a de l'analogie avec celle des femmes, ont été séduits comme elles & ils ont voulu séduire à leur tour. Le nouveau système qu'ils ont présenté a d'abord révolté les Penseurs ; les Méde-

---

(1) Réflexions sur le Magnétisme animal, pag. 18. Notes.

(2) Tableau de Paris.

cins ſur-tout ont crié *Haro;* peu-à-peu quelques complaiſans, prétendus gens d'eſprit, ſe ſont enrôlés dans la Milice des Croyans; ils ont accrédité l'objet de la Secte; des Médecins étonnés de ce ſuccès & effrayés de ſes conſéquences, ſe ſont mis avec empreſſement de leur parti; ils ont prouvé qu'il ne leur manquoit que d'être auſſi hardis & auſſi heureux que M. Meſmer, pour l'imiter; quelques-uns ont cru de bonne-foi aux miracles du Meſmériſme. Les *doutes* raiſonnés des autres, leurs *réflexions* & leurs *réfutations* ſérieuſes n'ont pas peu contribué à étayer la nouvelle Jonglerie au-delà même de ce que le Jongleur s'y étoit attendu.

Les Partiſans d'une erreur, une fois qu'ils ſont connus pour Partiſans, ne s'embarraſſent pas que la choſe pour laquelle ils ont pris parti, leur paroiſſe claire, ils ne deſirent que de la voir continuer de paroître vraiſemblable; c'eſt pourquoi les Partiſans du Meſmériſme ſont ſi ſatisfaits du ſpectacle des convulſions, qui ont lieu chez le Jongleur, qu'ils le donnent quelquefois eux-mêmes; ils ont alors deux motifs, celui d'éblouir ſur l'erreur de leur opinion & celui de faire la cour aux Grands, qui ont beſoin de la même feinte; ils prennent auſſi ce parti dans un cas preſſant où il s'agit d'entraîner l'opinion d'un homme de poids, qui, en prenant ſa part du ridicule de la croyance, diminue en quelque ſorte celui dont ils ſe ſont couverts.

On ſent que cette petite ſupercherie n'eſt pas néceſſaire à ſuppoſer dans les femmes à vapeurs & dans les hommes hypochondriaques, qu'on a appellés *les trompettes des Charlatans* (1); c'eſt tout de bon que ces ſujets ſont ſaiſis par les choſes extraordinaires au point d'en éprouver des ſenſations manifeſtes; un bruit, un ſouffle inattendus, leur ombre leur cauſe des treſſaillemens, les jette en ſyncope, en convulſion; que ne feront pas ſur eux les ſimagrées médiates ou immédiates d'un Jongleur qui emploie avec art tous les moyens d'émouvoir?

(1) Eclairciſſemens ſur le Magnétiſme animal, page 32.

V I.

Avantages que le MESMÉRISME *aura procurés.*

L'ÉPOQUE à laquelle l'aveuglement ſur le Meſmériſme ſera diſſipé & les Meſmériens rentrés dans l'oubli, n'eſt pas encore bien certaine, eu égard à l'importance que Meſmer a ſçu donner à cette Jonglerie, en intéreſſant les Compagnies ſçavantes à ſa découverte ; mais les avantages qu'on en retirera, ſont connus d'avance. Elle ſervira d'abord d'un excellent moyen pour avertir nos deſcendans d'être en garde contre la ſéduction qu'on voudroit opérer dans la ſuite de quelque manière ſemblable. Elle n'eſt pas non plus inutile à la génération préſente.

Depuis quelque tems les Corps reſpectables des Médecins & les plus conſidérés étoient étonnés de voir ſe gliſſer chez quelques-uns de leurs Membres, un goût ſecret à, moitié voilé, pour la Charlatannerie; c'étoit un feu caché ſous la cendre, dont il jailliſſoit de tems en tems des étincelles aſſez conſidérables pour allarmer & qui menaçoient, en quelque ſorte, la Médecine de quelque révolution fâcheuſe, par rapport à l'opinion publique.

On craignoit que ce goût ſe répandît, & qu'il fît diminuer l'eſtime & la confiance que méritent les Médecins diſtingués par leur connoiſſance & leur déſintéreſſement; on gémiſſoit de les voir confondus avec ceux dont les manœuvres tendoient à dégrader la profeſſion.

Le Meſmériſme a opéré cette révolution d'une manière avantageuſe: Il s'eſt fait tout-à-coup hors du ſein de la Médecine & des Corps reſpectables des Médecins, une exploſion de ceux qui étoient les plus enclins au charlataniſme; ils ont embraſſé avec enthouſiaſme cette nouvelle Jonglerie; ils ſe ſont enfin montrés à cette occaſion tels qu'ils étoient; ils ont par-là tracé une ligne de démarcation bien évidente, qui, en ſéparant d'eux la partie ſaine des Cultivateurs de l'Art de guérir, lui conſervera ſon ancienne ſplendeur, qu'il mérite aujourd'hui plus que jamais.

FIN.

APOLOGIE
DE M. MESMER,
OU

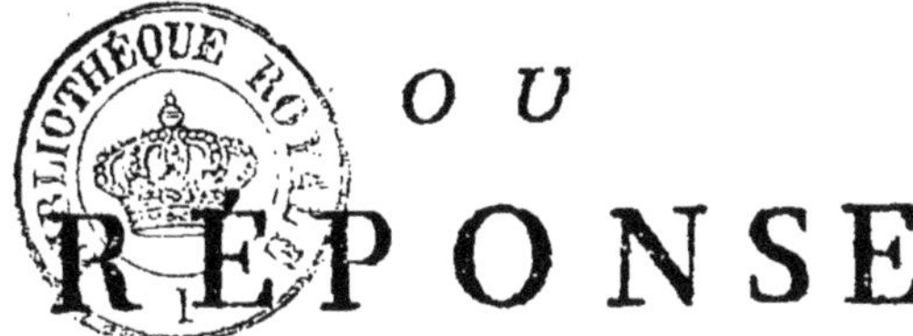

RÉPONSE
A LA BROCHURE INTITULÉE:

MÉMOIRE pour servir à l'Histoire de la Jonglerie, dans lequel on démontre les Phénomènes du Mesmérisme.

LES personnes justes applaudiront sans doute au motif qui me fait prendre la plume. Quel siècle! Quelles mœurs! Qui peut voir de sang-froid le génie, la bienfaisance, la clef de toutes les opérations physiques, le nœud de toutes les difficultés morales, la source de la santé, le plus rare bienfait des Dieux, livrés à une censure amère! Comment endurer que la modestie d'un homme du premier mérite soit victime de la hardiesse des ignorans; que le bien public soit inhumainement sacrifié au plaisir de le molester & de lâcher des épigrammes contre un phénomène que personne ne connoît encore, excepté son inventeur?

Il n'y a donc plus de propriété au monde, puisque même celles de l'esprit ne sont pas respectées. Que sont devenus ces tems heureux où l'homme ordinaire, tranquille admirateur des talens qui prenoient naissance autour de lui, adoptoit paisiblement tout ce qui se présentoit avec l'apparence des choses propres à contribuer à son bien-être; où il suffisoit de se montrer pour prévenir en sa faveur, de parler pour fixer l'attention, d'agir de quelque manière un peu étrange pour séduire? Combien les choses sont changées!

Cette heureuse prévention, favorable aux nouveautés, a fait place à l'amour-propre qui déprime toutes les inventions utiles, à une défiance injurieuse, qui suppose par-tout de la mauvaise foi, à l'envie, qui attaque les hommes les plus estimables & les plus précieux à l'humanité. On se permet les injures elles-mêmes contre eux; &, ce qu'il y a de plus incroyable, on s'efforce de faire passer l'auteur de la seule belle découverte qui ait eu lieu depuis mille ans, pour un charlatan, un *Jongleur*.

On va plus loin, on ridiculise l'opinion des partisans de ce phénomène; on les présente comme des esprits rebours; on les excite à rougir de leur crédulité, en les donnant au public comme des personnes foibles, qui participent de ce qui s'appelle une *jonglerie*.

Ainſi donc la maladreſſe avec laquelle le projet de critique du Meſmériſme injuſtement conçu ſe trouve exécuté, ſera bien évidente, & l'auteur du *Mémoire pour ſervir à l'Hiſtoire de la Jonglerie*, bien fâché d'avoir manqué ſon but.

Car il a fallu forger un mot, pour créer une injure contre M. Meſmer. Jamais la langue françoiſe n'a admis le mot *jonglerie*. Les ſeuls Dictionnaires *Encyclopédique*, celui *des Origines* & quelques autres, apprennent à l'Art. *Jongleur*, « Que » les jeux de ces ſortes de gens, entremêlés de » quelque plat récit du plus bas burleſque, étoient » ſi ridicules & ſi mépriſés, que pour ſignifier une » choſe mauvaiſe, folle, vaine, fauſſe, pitoyable » & extravagante, on l'appelloit *Jonglerie* ».

Or ce que M. Meſmer récite, n'eſt certainement ni *plat* ni *burleſque*, & ſes actions ne ſont ni *ridicules*, ni *extravagantes*, ni *mépriſables*, excepté aux yeux des ignorans qui ne le conçoivent pas, des méchans qui le haïſſent & des envieux qui le calomnient.

Il eſt tout auſſi invraiſemblable que M. Meſmer ſoit un *jongleur*. On appelloit ainſi des joueurs d'inſtrument, qui couroient le monde, dans le XIe ſiècle, avec les *Troubadours* dont ils mettoient les vers en muſique. Or l'auteur du *Magnétiſme animal* n'a jamais joué que de l'*Harmonica*, & n'a voyagé que pour venir d'Allemagne à Paris; aſſurément ce n'eſt pas la même choſe.

On les appelloit en latin *Joculatores*, ainſi qu'ils ſont nommés par les anciennes Ordonnances. Leurs jeux conſiſtoient en des *geſticulations*, *tours depaſſe-paſſe*, &c.; les femmes qui ſe mêloient de ce métier, s'appelloient *Jongtereſſes*. Il y a des Jongtereſſes dans les guinguettes & dans pluſieurs cafés de Paris, où M. Meſmer n'a peut-être jamais paru; ce qui prouve de plus en plus contre la reſſemblance.

Aujourd'hui un Jongleur proprement dit eſt l'homme qui chante en jouant de quelque inſtrument, & en faiſant des geſtes ſous les fenêtres des Agréables qui le payent. Encore une fois M. Meſmer ne chante pas; il ne s'eſt aſſocié à perſonne qui chantât; ce qu'il débite eſt de la proſe; il ne parle que quand il a ceſſé de toucher ſon harmonica; on ne le voit ſous les fenêtres de perſonne; on va l'entendre & le payer chez lui.

A plus forte raiſon M. Meſmer eſt bien éloigné de reſſembler aux Jongleurs du tems de la Reine *Jeanne*, dont le métier étoit de faire répéter leurs tours par des ſinges. Il n'y a point de ſinges chez M. Meſmer; & s'il a été, s'il eſt encore imité, ce n'eſt pas par des ſinges.

Philippe Auguſte chaſſa les Jongleurs de ſes états en 1180 ; y a-t-il donc abſurdité pareille à celle qui aſſimile M. Meſmer à des gens chaſſés de France, puiſqu'il a au contraire été accueilli dans ce Royaume, après avoir été prié de ſortir d'Allemagne.

Mais *S. Louis* les laiſſa rentrer ; il les traita favorablement ; il les excepta du tarif des droits de péage qui ſe percevoient à l'entrée de Paris, moyennant qu'ils diroient un couplet de chanſon ou qu'ils feroient danſer leurs ſinges devant les Péagers ; d'où eſt venu le Proverbe : *Payer en monnoie de ſinge, en gambades.* Pour traiter M. Meſmer de Jongleur, l'a-t-on ouï chanter & vu danſer à la barrière ? Le ſon de l'Harmonica eſt-il ſa monnoie ?

A-t-il demeuré, demeure-t-il encore dans la rue *Saint-Julien des Méneſtriers*, qui étoit autrefois la rue des *Jongleurs*, parce que ces gens-là y avoient leur réſidence, & qu'on alloit les y louer pour les faire jongler en ville ?

Ainſi aucune épithète n'étoit moins applicable à M. Meſmer que celle de Jongleur. S'il s'étoit donné, à l'exemple de ceux d'Amérique, pour *avoir commerce avec les génies, pour connoître ce qui ſe paſſe dans les pays les plus éloignés, pour découvrir la ſource & la nature des maladies les plus cachées,*

& avoir le secret de les guérir, à la bonne-heure ; mais il n'y a qu'une partie de ces traits qui ressemblent aux promesses de M. Mesmer. Il promet à la vérité de guérir ; mais qu'il réussisse ou non, ses raisonnemens profonds rendent ce qu'il opère si différent de ce que les Jongleurs opéroient, qu'il n'y a qu'une très-foible ressemblance entre les deux espèces d'opération.

S'est-on cottisé chez lui, comme on faisoit chez les Jongleurs *Natchez*, pour acheter de la pluie & du beau-tems ? Ce qu'on a acheté de M. Mesmer ressemble-t-il à cela ?

Enfin a-t-il *tenu école de Jonglerie*, & reçu, comme les anciens Jongleurs, *de l'argent pour apprendre ses tours ?* La calomnie pourroit elle s'éxercer sur un pareil trait ? Ne sait-on pas qu'en touchant 48 fois 100 louis, M. Mesmer a eu de tout autres vues que celles d'enseigner ses tours, puisque ceux qu'il a admis dans *l'Ordre de l'Harmonie* pour cette somme n'ont rien appris de ce qu'il fait ?

Non, M. Mesmer n'est point un Jongleur, c'est un homme à talens, qui a profité des circonstances, pour retrancher à son profit, une partie du superflu des personnes qui lui ont donné leur confiance ; ce qui n'est pas un grand malheur. Il a proposé une Médecine nouvelle, attrayante, merveilleuse : l'art de guérir par le seul attouchement; il n'a forcé personne de le croire. On a voulu essayer de ses gestes, on a prétendu en ressentir des effets ; il ne s'y est pas opposé. On a intrigué pour lui, on a cherché à intéresser le Gouvernement à sa découverte, les Sociétés savantes s'en sont occupées; il n'a pas été insensible à la célébrité ; il a peut-être cru de bonne foi en être digne. La preuve que sa conduite à cet égard ne sauroit être fort répréhensible, c'est que plusieurs Médecins, membres des Corps les plus respectables, l'ont admiré, soutenu, vanté, imité.

Il y a mis du sien, comme de raison, pour tirer de l'occasion tout le parti qu'il pourroit, & se mettre au moins à l'abri des persifflages, sous le manteau des richesses. Il a présenté son doigt miraculeux, en assurant qu'il n'employoit pas d'autre remède, afin de s'achalander ; ensuite il a mis en usage les secours ordinaires de la Médecine ; il a employé la *Crême de Tartre* dans les embarras des premières voies, les *Apéritifs* dans l'hydropisie, &c. La *Ponction* même a été faite chez M. Mesmer à des hydropiques. Par ces moyens-là on guérit quelquefois, quoiqu'on mesmérise ; mais plus souvent on laisse mourir les malades, faute de secours plus efficaces, que l'application au meſmériſme empêche de trouver. Le malade guéri à *Nogent-ſur-Seine* par M. *Ters*, l'a été par les remèdes qu'il a pris. Cette cure en elle-même fait plus d'honneur à celui qui l'a opérée, que l'uſage de toute eſpèce de formule ou de geſticulation myſtérieuſe ; mais chacun a ſon goût.

FIN.

www.ingramcontent.com/pod-product-compliance
Ingram Content Group UK Ltd.
Pitfield, Milton Keynes, MK11 3LW, UK
UKHW021620260726
13965UKWH00007B/1392